LA

CIRCONCISION

DE SON IMPORTANCE

DANS LA FAMILLE ET DANS L'ÉTAT

PAR

LE DOCTEUR CLAPARÈDE

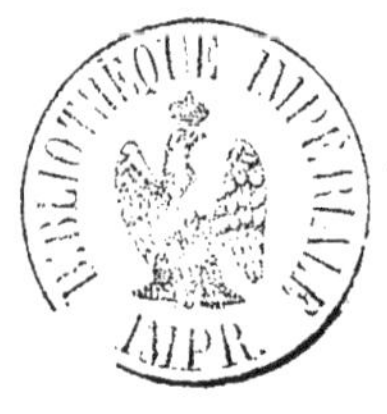

9. Dieu dit encore à Abraham.....
12. L'enfant de huit jours sera circoncis, parmi vous
et dans la suite de toutes les générations, *tous les*
enfants mâles, tant les esclaves qui seront nés
dans votre maison que tous ceux que vous aurez
achetés et *qui ne seront point de votre race* seront circoncis.

GENÈSE, CHAP. XVII.

PRIX : 1 FRANC

AVEC TROIS DESSINS LITHOGRAPHIQUES

PARIS
CHEZ L'AUTEUR, 7, RUE LAFFITTE

1861.

IX. Dieu dit encore à Abraham. . . . .
XII. L'enfant de huit jours sera circoncis parmi vous, et dans la suite de toutes les générations, *tous les enfants mâles*, tant les esclaves qui seront nés en votre maison que tous ceux que vous aurez achetés *et qui ne seront point de votre race* seront circoncis.

(GENÈSE. Chap. XVII).

L'opuscule que je publie et qui n'est que le programme d'un travail plus considérable, va sans doute faire naître les sentiments les plus divers et donner lieu aux appréciations les plus opposées.

Quelques-uns regarderont le sujet que j'attaque comme un sujet indigne d'un examen sérieux ; d'autres, plus impartiaux et désireux de tenir compte à chacun de ce qu'il fait en faveur de la science, trouveront de l'intérêt à lire mon travail ; quelques autres enfin, frappés des ravages que la plus cruelle des maladies contagieuses, *la syphilis*, exerce dans les masses, applaudiront sans réserve à l'effort que je tente.

Pour moi, quoi qu'il advienne, je poursuivrai courageusement le but que je me suis proposé.

S'il est une maladie redoutable entre toutes, c'est assurément LA SYPHILIS.

Elle profite de l'heure des amours pour frapper l'homme, et quand elle l'a frappé, elle l'envahit, lui et sa descendance.

Contre un mal si pernicieux on a usé de tous les moyens.

Mille remèdes ont été inventés, mille traitements ont été appliqués, chacun s'est vanté d'avoir trouvé le spécifique ; mais la syphilis, toujours triomphante, a démontré l'inanité des systèmes, en donnant la mesure de son énergie.

Le mercure seul a pu arrêter ses effets, mais ici encore un obstacle se présente. Le mercure est un agent tellement redoutable que, s'il n'est employé par une main expérimentée, il peut causer plus de désordres que le mal lui-même qu'il a pour objet de faire disparaître.

C'est pourquoi, en présence de l'inefficacité de la plupart des moyens tentés jusqu'à ce jour, et des dangers que présentent les autres, je me suis demandé s'il ne valait pas mieux chercher *à prévenir qu'à guérir*, pensant que le meilleur moyen de détruire le mal est de l'empêcher de se produire.

Or, parmi les préservatifs, il en est un qui se recommande entre tous. Une grande partie de la race humaine l'a adopté ; son origine se perd dans la nuit des temps, et son emploi a été prescrit par Dieu lui-même : je veux parler de LA CIRCONCISION.

En tant que préservatif, rien mieux que la circoncision n'est capable de réduire les effets de la syphilis et d'en annihiler l'action.

Je n'ignore pas quel accueil est réservé au moyen que j'appuie par ceux qui soumettent la raison aux usages ; je sais aussi que chez plusieurs, ce mode de combattre l'invasion vénérienne paraîtra impraticable, comme n'étant pas en harmonie avec les institutions chrétiennes.

Mais tout cela n'est que préjugé !

A ceux qui me parleront d'usages, je dirai : que rien n'est plus susceptible de modifications que les usages, leurs variations étant infinies ; que telle chose qui paraissait excellente, il y a cent ans, est repoussée aujourd'hui, tandis que telle autre qui jouit actuellement de la faveur publique eût fait jeter les hauts cris à nos arrière-grands-pères.

La question d'usages ne peut donc tenir devant la réalité des besoins.

Quant à ceux qui croiraient devoir raisonner au point de vue religieux, tout en respectant leur manière de voir, je répondrai : que rien dans ma proposition ne choque les mœurs chrétiennes et n'en a été rigoureusement rejeté.

N'est-il pas vrai que Jésus-Christ lui-même a été circoncis, et que plusieurs de ses apôtres l'ont été également ?

Mais, dira-t-on, Jésus-Christ n'a pas rendu la circoncision obligatoire pour les chrétiens, contrairement à ce qui avait été fait pour les israélites, d'où la preuve que la circoncision est, et doit rester une pratique israélite.

Jésus-Christ, sans doute, n'a pas rendu la circoncision obligatoire, mais pourquoi? Parce que son but était de moraliser, non de jeter les bases d'une organisation sociale, et que les institutions divines qu'il venait répandre sur la terre ne devaient aucunement se trouver en contact avec les institutions humaines préexistantes ou à établir. Sa mission a eu en vue les âmes, non le corps; quoi d'étonnant, en conséquence, qu'il n'ait rien prescrit touchant la circoncision !

Je soutiens toutefois que Jésus-Christ a fait pour elle tout ce qu'il pouvait faire. Dieu! on ne peut admettre qu'il ait failli en se soumettant à un usage condamnable; puisqu'il s'y est soumis, c'est que l'usage était excellent, et dire que Jésus-Christ a été circoncis, c'est faire de la circoncision le plus bel éloge.

Si l'on s'étonne cependant que tout en étant recommandée par Dieu, elle soit tombée en désuétude d'abord et dans un complet oubli ensuite, il suffira d'une simple observation pour expliquer ce fait.

Deux causes l'ont amené.

Nous trouvons la première dans un sentiment en quelque sorte inconnu avant Jésus-Christ et qui s'épanouit sous son souffle : la chasteté.

La seconde et la plus décisive, peut-être, tient à ce que le christianisme, sorti de la Judée avec les apôtres, alla prendre Rome pour siége de son action centrale, c'est-à-dire la capitale d'une nation essentiellement ennemie par principe des mœurs orientales.

Chasteté exagérée des néophytes d'une part, mépris d'une coutume étrangère de l'autre, voilà donc ce qui, à mon avis, a fait dans le principe oublier et rejeter la circoncision.

Une fois écartée des mœurs chrétiennes, elle ne pouvait y rentrer.

Avec une religion qui préconisait le célibat des hommes, qui exaltait la virginité des femmes, qui n'avait ni assez de mépris, ni assez de haines pour les séductions de la chair, la circoncision devenait une impossibilité.

Il est certain, en effet, que cette cérémonie, qui n'avait d'autre but que de rendre l'homme plus apte à l'acte de reproduction, devait répugner à des esprits qui se trouvaient encore sous le coup d'une profonde réaction morale, et qui, toujours en garde contre les sollicitations charnelles, étaient païens de la veille, plus susceptibles à l'endroit des sens que les apôtres eux-mêmes.

A l'exaltation mystique des premiers temps de l'Église, succéda l'ascétisme du moyen-âge, autre genre d'exaltation qui, plus que la première, poussa au mépris du corps et de tout ce qui se rattache aux fonctions matérielles de la vie.

On comprend sans peine que l'époque qui adopta le cilice, qui inventa la discipline, qui fit de la macération une règle, qui sembla s'attacher, en un mot, à tuer le corps pour sauver l'âme, n'ait pas admis la circoncision, si même elle y songea jamais.

C'est ainsi que sans avoir été ni sérieusement combattue, ni défendue par les apôtres, la circoncision disparut et finit par être regardée comme une pratique essentiellement et exclusivement judaïque.

Ce préjugé subsiste encore de nos jours, et, pour un grand nombre de personnes, dire d'un homme qu'il est circoncis, équivaut à dire qu'il est israélite. Voilà pourquoi la circoncision, dont l'efficacité hygiénique a été hautement reconnue, ne jouit d'aucune faveur dans le public et reste dans l'opinion une pratique purement religieuse.

Les conséquences de ce préjugé sont des plus funestes.

Chez l'homme incirconcis, il y a une aptitude toute spéciale, ainsi que je le démontrerai plus tard, à contracter le mal vénérien ; il y a de plus prédisposition aux pertes séminales.

Or, si l'on considère que *le mal vénérien* et les *pertes séminales* sont les principales causes de dégénérescence, on verra qu'il faut absolument prémunir les masses contre les effets désastreux d'une contagion qui s'attaque au sang, le vicie et l'appauvrit, et contre la spermatorrhée, d'où résulte un affaissement héréditaire.

Indépendamment des preuves médicales qui abondent, on peut procéder par la comparaison des individus.

Pendant que les divers éléments chrétiens dégénèrent, l'élément israélite se maintient ; s'il n'y a pas amélioration, au moins n'y a-t-il pas dégénérescence. C'est surtout chez la femme israélite que la chose est sensible. La pureté de la race se retrouve chez elle dans la pureté et l'harmonie des lignes, tandis que la vigueur du sang se révèle par la vivacité du regard et l'énergie des traits.

Dans l'élément chrétien, chez beaucoup d'individus au contraire, la ligne heurtée, les traits indécis, le regard terne, constituent ce qu'on appelle le type *socratique*, et en voyant ces faces aplaties, ces regards sans pénétration, ces nez épatés, on sent que la syphilis est passée par là.

A quoi tient cette différence entre les deux races? Sans attribuer d'une manière absolue à la circoncision, l'absence presque totale chez les israélites, des défaillances physiques que je viens de signaler, il faut pourtant convenir que son influence est grande, puisqu'elle a pour effet d'empêcher que le virus syphilitique ne s'inocule à l'abri d'une membrane protectrice.

Ceci démontre une fois de plus l'utilité de la circoncision.

Mais ce qui la démontre mieux que tous les raisonnements, c'est la logique des faits.

La circoncision est tellement efficace que la majorité des peuples de l'antiquité l'ont pratiquée.

Il ne faudrait pas croire cependant que la faveur dont elle a joui ait tenu à une similitude de mœurs civiles ou religieuses.

Elle a subsisté avec le panthéisme des Egyptiens, comme avec le monothéisme des hébreux.

La question religieuse n'y est donc pour rien. Quant aux mœurs civiles, elles différaient essentiellement aussi ; cependant, Asiatiques et Egyptiens ont, comme les israélites, pratiqué et recommandé la circoncision.

On ne peut évidemment expliquer l'existence du fait que par son utilité. C'est toujours sous l'influence du même principe que Mahomet la prescrivit à ses adeptes, qui la pratiquent très scrupuleusement encore, et que les Arabes l'ont apportée dans les Indes, où elle est très répandue.

Que dire de cette unanimité de vues? Elle est concluante ; elle l'est d'autant plus que, par leurs mœurs efféminées et leurs tendances vers les plaisirs charnels, les peuples dont nous parlons ont été amenés à rechercher avec soin ce qui pouvait gêner ou favoriser l'acte de la reproduction, ce qui pouvait nuire ou être utile aux organes générateurs.

Il n'est pas difficile de comprendre que des peuples chez lesquels la vie de harem est une necessité, qui achètent une femme comme ils achètent un narguillet, et qui se servent alternativement de l'une ou de l'autre, selon l'humeur du moment; qui admettent la polygamie dans leurs lois, moins dans un but d'accroissement de la race et de propagation de l'espèce, que dans le but réel d'augmenter la volupté de la chair en multipliant les surprises des sens, aient fait une étude spéciale de ce qui se rattache aux parties sexuelles, et que leur expérience en cette matière ne leur ait fait adopter ce qu'il y a de mieux.

Il résulte évidemment de ce que je viens de dire, que la circoncision emporte avec elle un caractère d'utilité générale et n'a pas les inconvénients pratiques qu'on serait tenté de lui attribuer à première vue.

Il est certain, au contraire, que si elle était vulgarisée, elle serait une cause d'amélioration dans les races et de salubrité publique. Elle se présente donc dans les meilleures conditions pour être favorablement accueillie.

A mon avis, son utilité ne le cède en rien à celle de la vaccination.

La petite vérole tue ou défigure.

Indépendamment qu'elles tuent et défigurent aussi, les maladies qu'abrite et favorise le prépuce, attaquent l'individu d'abord, le suivent dans sa descendance, quand elles ne tarissent pas en lui les germes reproducteurs, et aboutissent, en fin de compte, à la scrofule, au rachitisme.

Pourquoi donc la circoncision serait-elle vue de mauvais œil? Pourquoi le gouvernement, qui favorise la vaccination par tous les moyens et provoque son développement, ne ferait-il rien en faveur d'une pratique qui serait une garantie de santé pour les familles et qui ferait bientôt disparaître ces légions d'êtres malingres et chétifs qui, chaque année, viennent dans les conseils de révision offrir le spectacle repoussant de leurs difformités?

Il y a là, nous le répétons en terminant, une question capitale sur laquelle nous ne saurions trop appeler l'attention de ceux qui désirent voir le bien se réaliser et de ceux qui peuvent l'accomplir.

CHAPITRE PREMIER

Maladies causées par la Non-Circoncision

Le nombre des accidents morbides qui peuvent se rattacher à la présence du prépuce sont trop nombreux pour que nous en donnions ici la description détaillée. Nous avons commencé ce travail, il fera l'objet d'une autre publication.

Pour le moment, nous avons cru devoir indiquer seulement, comment aux plus petites causes en apparence se rattachaient de grands effets, comment la présence du prépuce pouvait amener telle ou telle maladie grave.

Le lecteur n'ignore pas que les glandes microscopiques situées sur la couronne du gland sécrètent un liquide blanchâtre qui se dépose en couches concrètes entre le gland et le prépuce. Après quelques jours, cette matière subit un travail de fermentation qui la liquéfie et lui communique une odeur âcre des plus caractéristique. C'est alors que ses propriétés irritantes amènent l'inflammation des parties qu'elle touche : le gland, d'un rouge plus vif, se tuméfie et devient le siége d'un prurit d'abord, puis d'une chaleur incommode, enfin d'une vraie douleur. En même temps, la muqueuse du gland et du prépuce est corrodée par le liquide malfaisant, et à son tour sécrète une humeur de même nature.

C'est ainsi que le simple prolongement du prépuce peut amener l'inflammation du gland (*Balanite*), ou l'inflammation du prépuce (*Posthite*); mais aussi le plus souvent, il faut le dire, les deux maladies, confondues en une seule, soit la *Balano-posthite*, compliquée peut-être d'un *Phimosis* (V. pl. 1), ou d'un *Paraphimosis* (V. pl. 2).

Le pus séjournant autour du gland rencontre bientôt le méat urinaire et va directement attaquer la muqueuse du canal. Dans ce cas, il y a *Blennorrhagie*.

Toute personne qui a une blennorrhagie, quelle qu'en soit l'origine, peut avoir les accidents qui en sont la conséquence : *Bubons*, *Orchite*, *Cystite*, *Retrécissements*, *Maladies de la Prostate*.

Indépendamment de cette série de faits qui peuvent survenir, l'existence du prépuce dans toute sa longeur est cause encore que l'urine s'accumule autour du gland. Sans parler des *Erosions*, *Ulcérations* qu'elle peut y développer, nous ne pouvons passer sous silence le dépôt des *sels* ou *graviers* qu'elle y laisse quelquefois. Ces graviers, dit *Calculs*, peuvent être très nombreux, mais petits ; d'autres fois, au contraire, on n'en observe qu'un, mais alors il peut atteindre un très gros volume. M. Duméril en a extrait un par la circoncision pesant 225 grammes.

« On doit pratiquer l'opération du phimosis (circoncision), qui a le double avantage » d'enlever les calculs et les *causes de leur formation*. »

(Vidal de Cassis, *Pathologie externe*, tome V.)

Et plus loin, le même auteur ajoute : « Le phimosis a des inconvénients qui l'exposent » à des DANGERS qui justifient les opérations qu'on a pratiquées de tous les temps pour » corriger cette difformité. »

Pour les autres maladies, nous laissons la parole à M. le professeur Lallemand, membre de l'Institut :

« Outre la *balanite simple*... il en résulte aussi des *indurations* variables, suivant » l'intensité, la durée de la phlogose. Ainsi j'ai trouvé souvent la membrane muqueuse » épaissie, endurcie, chagrinée, mamelonnée à sa surface ; d'autres fois, fibreuse et » même cartilagineuse, avec une épaisseur double, triple de ce qu'elle doit avoir. J'ai » vu des cas où elle était devenue ***squirrheuse*** et même **CANCÉREUSE**. ***J'ai opéré plusieurs*** » **CANCERS** *de la verge qui ne reconnaissaient pas d'autres causes* » (le prolongement du prépuce). « Les malades étaient quelquefois des paysans de cinquante à soixante ans, » qui n'avaient pas connu d'autres femmes que la leur, et qui avaient eu cependant de » ***nombreuses balanites accompagnées d'écoulements âcres et abondants, de gonflement du*** » ***prépuce avec excoriation de son ouverture plus ou moins étroite***.

» Enfin, j'ai vu un cas dans lequel l'inflammation, exaspérée par une marche forcée » et des excès de boisson, s'est terminée par la **GANGRÈNE** (planche III). La plus grande » partie du gland était déjà détruite, quand j'ai excisé le prépuce gangrené. »

(LALLEMAND, *Des pertes séminales involontaires.*)

La plupart de ces accidents, nous les avons observés aussi (V. pl. I, II, III), en leur attribuant la même cause ; mais nous avons mieux aimé relater l'opinion d'un homme connu dans la science que produire la nôtre, qu'on eût pu croire intéressée par cela seul qu'elle eût émané de nous.

CHAPITRE II

La Circoncision au point de vue des Maladies vénériennes

Le jour où la circoncision sera vulgarisée, les maladies vénériennes diminueront dans de très-fortes proportions.

Le prépuce n'est autre chose, en effet, que l'organe protecteur du virus déposé sur le gland.

Son rôle est identique à celui de la bande que le chirurgien appliquerait sur un point du corps, s'il voulait que ce point du corps absorbât un principe actif.

Un autre inconvénient du prépuce et le plus grave, c'est de prédisposer la muqueuse à l'absorption du liquide infectant.

Tout corps revêtu d'une enveloppe a, par cela seul, la surface plus délicate et plus susceptible que les corps qui existent à l'air libre, et se trouvent immédiatement en contact avec lui.

D'où il résulte que le gland d'un individu non circoncis se déchire et s'éraille bien plus facilement que le gland d'une personne sur laquelle la circoncision a été partiquée.

Dans le premier cas, en effet, le prépuce est pour la muqueuse une cause de dilatation et de ramollissement, par suite de la chaleur qu'il entretient et de la sécrétion qu'il favorise; dans le second cas, au contraire, l'absence du prépuce est pour cette même muqueuse une cause de contraction et d'endurcissement, car avec lui disparaissent la chaleur et la sécrétion, tandis que le frottement continu des vêtements sur la surface du gland l'aguerrit et lui fait perdre sa sensibilité.

Si l'on considère maintenant que la fragilité de la muqueuse est regardée par la science, sinon comme l'unique cause, du moins comme la cause la plus commune de l'inoculation du virus, on se convaincra que la circoncision peut seule être efficacement employée pour empêcher l'invasion du mal.

La cause cessant, l'effet doit cesser.

Or, ici, la cause de l'infection étant la fragilité du tissu muqueux, l'infection doit disparaître si ce tissu devient résistant.

La circoncision amène ce résultat.

On ne saurait prétendre que ce qui vient d'être dit touchant la fragilité de la muqueuse soit exagéré.

Ce que j'avance est si vrai, que l'apparition du chancre sur le corps de la verge est d'une excessive rareté; son siége presque exclusif est le gland ou la muqueuse du prépuce.

Cependant, c'est la verge qui pendant toute la durée du coït est particulièrement en contact avec le virus syphilitique, puisque le chancre chez la femme affecte de s'établir à l'entrée du vagin.

Comment expliquer cette impénétrabilité de la verge et son indifférence à l'action du pus chancreux?

L'impénétrabilité s'explique par la résistance qui naît du frottement répété de la peau contre les vêtements.

L'indifférence par l'impossibilité où se trouve le pus, qu'aucune membrane n'abrite et ne maintient, de corroder le tissu, au moyen d'un séjour prolongé.

On me répondra sans doute qu'une muqueuse, quoi qu'on fasse, sera toujours plus frailge que la peau.

C'est incontestable ; mais ce qui l'est aussi, c'est que plus on mettra le gland dans les conditions du restant de la verge, moins l'agent syphilitique aura de chances de s'introduire.

Par l'excision du prépuce, on n'anéantit certainement pas la syphilis, mais on détruit son foyer principal.

Quoique incomplet, le résultat est assez grand pour qu'on ne néglige pas le moyen.

Quand on pense au nombre de personnes atteintes de la cruelle maladie que nous cherchons à combattre, aux traces ineffaçables qu'elle laisse, à ces légions d'enfants qui apportent en naissant les empreintes de la contagion, aux familles qu'elle afflige, aux ménages qu'elle désunit, à l'insuffisance des moyens que l'on emploie pour arrêter ses ravages, on a le droit de se demander si paralyser cette lèpre dans sa marche croissante ne serait pas rendre un immense service à la race humaine, qui n'a certes pas besoin de cet élément délétère de plus, pour dégénérer.

CHAPITRE III

LA CIRCONCISION

au point de vue des pertes séminales et de l'impuissance

CONSOMPTION DORSALE

Tous les physiologistes ont remarqué que le décubitus dorsal dans le lit suffisait pour déterminer l'érection des organes génitaux. Si à ce phénomène absolument passif vient s'ajouter une excitation du pénis soit physique, soit d'un autre ordre (songe lascif), il y a aussitôt éjaculation. On ne me contestera pas que la présence d'une matière sébacée entre le prépuce et le gland, ou que l'irritation qu'elle provoque ne doive rentrer dans les causes physiques d'excitation de l'organe viril. C'est ainsi que, dans beaucoup de cas, la perte nocturne ne reconnaît pas d'autre cause que la malencontreuse conformation du prépuce. On comprend même que cette irritation du gland, qui, pendant le jour, au milieu des occupations et des préoccupations de la vie, n'a aucune conséquence, provoque, dans le silence de la nuit, des rêves qui favorisent singulièrement les pertes séminales.

Ces pertes de semence réitérées amènent une faiblesse des vaisseaux contenant le sperme, si bien que insensiblement, il suffit de la plus légère excitation, telle que l'émission de l'urine ou la défécation, pour provoquer la sortie du liquide fécondant.

Comme on le pense bien, il serait difficile d'avoir des pertes constantes d'un liquide aussi précieux, sans que la santé en général en fût profondément altérée et les organes génitaux très-affectés. Ces derniers mêmes arrivent à un point où la faculté génésique s'éteint et dès lors le malade est impuissant dans toute la rigueur du mot.

L'impuissance est certainement une des plus cruelles déceptions que l'homme puisse éprouver ; elle engendre souvent une sombre mélancolie qui se termine par le suicide.

Des pertes séminales à la *consomption dorsale*, il n'y a qu'une question de temps.

« La consomption dorsale vient de la moelle. Elle affecte principalement les nou-
» veaux mariés et les libertins. Lorsqu'ils urinent ou qu'ils vont à la selle, ils rendent du
» sperme liquide et la génération n'a pas lieu. Ils ont des évacuations pendant leurs
» songes, qu'ils couchent avec une femme ou non. Enfin, une fièvre aiguë termine leurs
» jours. »

(HIPPOCRATE. *De morbis*, Lib. II, chap. XLIX).

Si le sujet, par un bénéfice de nature exceptionnel, n'est pas atteint d'une maladie de la moelle épinière, il est exposé à une série de maux qui tous ont une gravité incontestable et peuvent en conséquence mettre ses jours en danger.

« Les émissions fréquentes de semence relâchent, dessèchent, affaiblissent, énervent
» et produisent une foule de maux: des apoplexies, des épilepsies, des assoupissements,
» des pertes de vue, des tremblements, des paralysies, des spasmes, et toutes les es-
» pèces de gouttes les plus douloureuses. »

(LOMNIUS. *Commentaires sur les passages de Celse*).

CHAPITRE IV

La Circoncision au point de vue de la Masturbation

INCONTINENCE D'URINE

Quel que soit l'âge de l'enfant, dès qu'un peu de matière sébacée existe entre le gland et le prépuce, cette portion de la verge devient le siége d'un prurit. L'enfant y porte les mains très-innocemment, se gratte, et la sensation qu'il éprouve lui étant agréable, il recommence. Et voilà comment sans conseils pernicieux, sans exemple aucun, un enfant dès l'âge le plus tendre peut se livrer à des actes qui détruisent le germe de sa santé et abâtardissent son intelligence.

Tout le monde a lu le *Traité de l'onanisme*, par Tissot. Que l'on nous permette de citer les quelques lignes de cet ouvrage qui résument le genre de maux réservés aux individus qui trompent ainsi le but de la nature :

« Epuisés enfin par une fatigue continuelle, ces malades tombent dans toutes les » maladies du cerveau, mélancolie, catalepsie, épilepsie, imbécilité, perte des sens, fai- » blesse du système nerveux et une foule de maux semblables.... Triste état qui met » l'homme au-dessous de la brute et qui le rend, à juste titre, l'objet du mépris, plus » encore que de la pitié de ses semblables. »

Je ne prétends pas dire que la circoncision préservera absolument la jeunesse contre ce vice, mais puisqu'elle peut l'atténuer, c'est un argument de plus en faveur du précepte de la Bible que je veux retirer de l'oubli :

« ..... Et l'enfant sera circoncis. »

Incontinence d'urine. Les enfants urinent très-souvent dans la journée, et quelquefois la nuit, à leur insu. Je n'hésite pas à le dire, les jeunes israélites doivent être moins exposés à cette infirmité que les jeunes chrétiens. La raison en est bien simple, elle se trouve contenue dans cette loi médicale : toute action exercée sur un orifice excréteur est transmise jusqu'aux dernières extrémités de l'appareil, en agissant plus ou moins sur les tissus intermédiaires. Ce qui revient à dire que, si un corps quelconque (le prépuce, un peu de matière sébacée ou autre) chatouille, irrite, blesse le gland ; si un corps quelconque (bougie, blennorrhagie, gravier) chatouille, irrite, blesse le canal de l'urètre, le malade urine plus souvent, quoique la vessie dans aucun de ces cas ne soit affectée.

Dans un autre ordre de faits, c'est encore pour une raison identique qu'un simple grain de sable appliqué sur l'œil provoque le larmoiement, c'est-à-dire la sécrétion de la glande lacrymale, quoique celle-ci soit évidemment à l'abri du contact de ce corps étranger.

Ce serait une grave erreur de croire que l'incontinence d'urine n'est qu'une incommodité sans conséquences. « *L'incontinence d'urine* chez les enfants est très-sérieuse ; ce » sont ceux là qui plus tard ont des pertes nocturnes et diurnes de semence, parce que » cette excitation qui fait rendre l'urine amène bientôt une faiblesse du canal et des » parties voisines. »

(LALLEMAND).

CHAPITRE V

Objection contre la Circoncision

Ma thèse rencontrera sans doute des contradicteurs. Parmi eux, quelques-uns me diront que le prépuce ne peut être nuisible, parce que nous l'apportons tous en naissant, et que la nature sait mieux que nous ce qui nous convient à nous-mêmes.

A ceci je réponds :

La nature nous laisse aussi très-aptes, en naissant, à contracter la petite vérole, cela, nous empêche-t-il de la combattre énergiquement par la vaccine ?

CHAPITRE VI

OPÉRATION

La Bible ne nous dit pas comment Abraham se circoncit lui-même ; mais, plus bas, nous trouvons un passage dans le Livre sacré, où il est question de couteaux de pierre. L'instrument tranchant d'une part, le mot circoncision (*circum*, autour, *cædere*, couper) d'autre part, nous suffisent pour affirmer que, dès l'origine, l'opération avait pour but, comme aujourd'hui, d'exciser le prépuce tout autour.

Quoique Dieu ait dit à Josué de prendre des couteaux de pierre pour circoncire les fils d'Israel, néanmoins, pas plus dans ce passage que dans un verset quelconque de l'Ecriture, nous ne trouvons la défense de procéder avec d'autres instruments. C'est pour cela que les Israélites ont modifié depuis longtemps la circoncision, et la pratiquent aujourd'hui de la façon suivante :

Le ministre préposé à cette opération saisit le prépuce de la main gauche et l'attire à lui. En même temps de la main droite, il place une pince à la hauteur du sommet du gland. Ceci fait, il emporte d'un seul coup de bistouri toute la portion du prépuce située en avant de la pince. — La pince est enlevée. — Aussitôt, par suite d'une conformation spéciale de l'organe, la peau se retire vers la racine de la verge et laisse entre elle et la muqueuse une surface saignante assez grande. Pour remédier à cet inconvénient, l'opérateur incise la muqueuse et rabat chacun des lambeaux sur la plaie — l'opération est finie — Le pansement est des plus simples, il consiste à appliquer une compresse circulaire trempée dans une solution astringente.

Cette façon de procéder est bonne, elle convient souvent, mais nous sommes portés à croire que les Israélites préposés à cette opération savent la modifier selon les circonstances, car il est un principe en médecine duquel on ne s'écarte pas sans s'exposer à de très-graves imprudences : un même moyen thérapeutique ne peut s'appliquer à tous les cas.

En thèse générale, pour arriver à son but, le chirurgien, tout comme le médecin, a quelquefois devant lui dix procédés différents ; c'est à lui de choisir dans laquelle de ces dix voies il doit s'engager. Ce choix demande de l'intelligence et la connaissance profonde de la médecine, car il est subordonné à une foule de conditions.

Dans le cas qui nous occupe, le chirurgien doit prendre en considération la longueur du prépuce, le développement du gland, l'étendue du frein, le retrait présumé de la cicatrice, l'âge du sujet, etc., etc. ; il n'est pas jusqu'à la question des maladies régnantes qui ne puisse intervenir même pour cette opération, l'une des moins compliquées.

Toutes ces connaissances, répétons-le, sont indispensables. Si l'on veut retirer d'une opération tous les bénéfices qu'elle peut donner, il faut qu'elle soit très-bien faite. Or, il n'y a jamais qu'un moyen pour la faire parfaitement : c'est à l'homme de l'art à avoir le tact nécessaire pour découvrir, dans tous les moyens dont dispose la science, celui qui doit atteindre ce but.

Bien mieux, il se présente tel cas où le médecin doit, s'appuyant sur ses connaissances, inventer un procédé nouveau. Dernièrement encore, j'ai déposé à l'Académie de médecine la description de deux instruments pour rendre possible la circoncision dans des cas nonordinaires.

Quoi qu'il en soit, que le mot *opération* appliqué à la circoncision n'effraye personne. Aujourd'hui, quelque soit l'âge du sujet, on parvient à réunir les bords de la petite plaie très-rapidement et parfaitement. Quant à la douleur, elle est presque nulle.

Avec l'un des procédés que j'ai signalés à l'Académie, la circoncision peut même être pratiquée *en une seconde* (le temps de fermer une paire de ciseaux) et *sans effusion de sang*. Les ciseaux dont je me sers taillent et ferment la plaie tout à la fois. L'invention de cet instrument vient à l'appui de ce que je disais : j'avais à donner des soins à un jeune homme porteur de chancres entre le gland et le prépuce ; de plus, il y avait phimosis, c'est-à-dire impossibilité de rabattre le prépuce au-dessous du gland. En conséquence, je me trouvais dans un cercle vicieux : si je ne l'opérais pas, les chancres, ne pouvant être pansés, devaient faire de plus grands ravages ; si je l'opérais par les procédés ordinaires, la plaie pouvait, devait même devenir chancreuse. C'est ainsi que, la nécessité étant, je dus, pour sortir d'embarras, créer un procédé opératoire nouveau (1).

---

(1) La description de cet instrument n'intéressant que les médecins, fera l'objet d'une brochure spéciale que je publierai bientôt.

CHAPITRE VII

Conclusion

L'opération de la circoncision patronée, exigée par l'Etat, sera, comme la vaccination, une institution de la plus grande portée hygiénique.

Elle entravera la marche progressive d'un des plus grands fléaux de l'humanité : LA SYPHILIS.

Elle rendra moindre le nombre des personnes atteintes de PERTES SEMINALES, l'une des principales causes de la dégénérescence des races.

Enfin elle sera peut-être un obstacle sérieux opposé à un vice qui perd la jeunesse : LA MASTURBATION.

En révélant ces faits, nous venons de faire un premier pas dans la voie que nous nous sommes tracée. Nous ne nous en tiendrons pas là, et, confiant dans la justesse de nos observations, nous osons espérer que l'Etat nous facilitera les moyens d'en assurer le succès.

PLANCHE I.

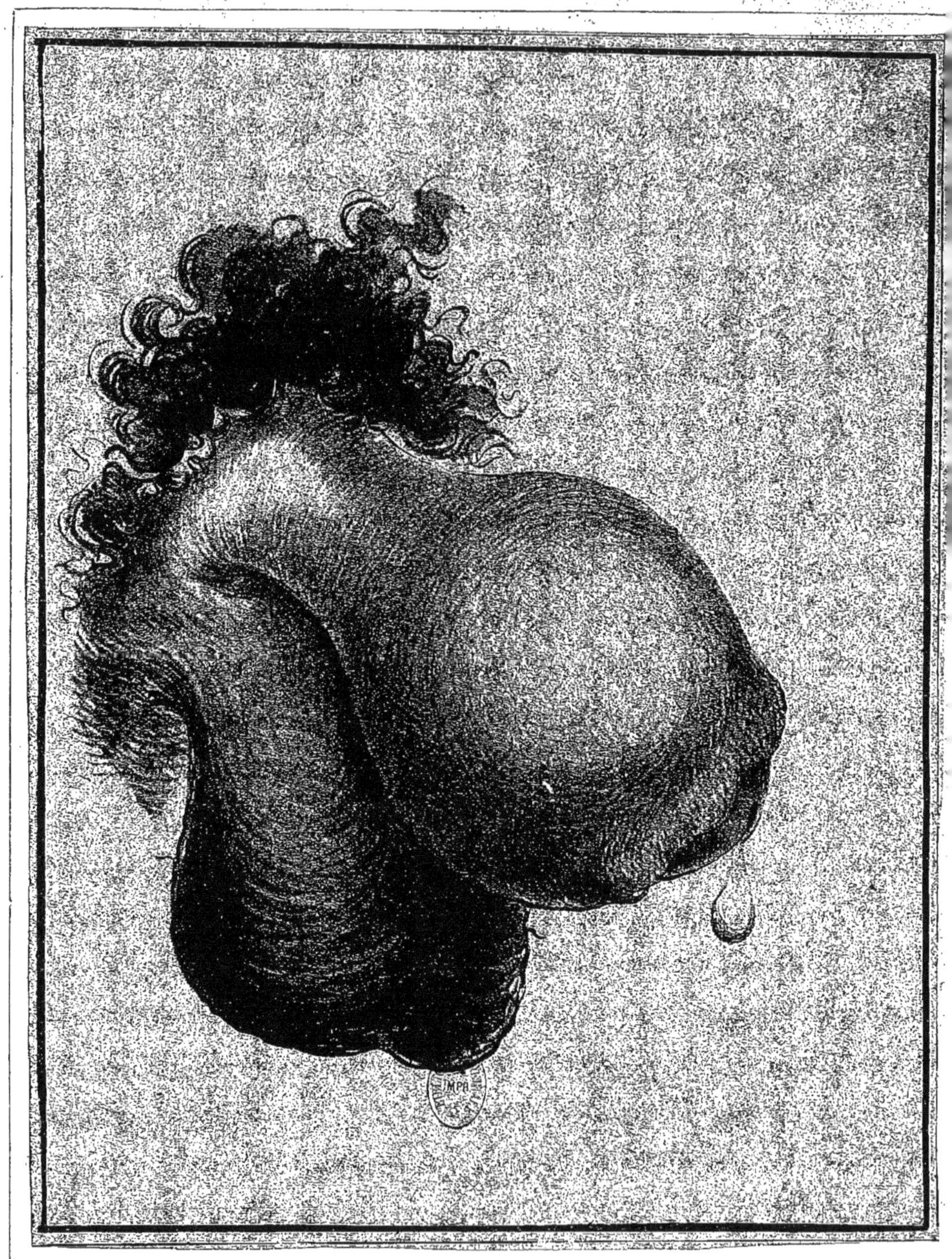

PHIMOSIS.

PLANCHE II.

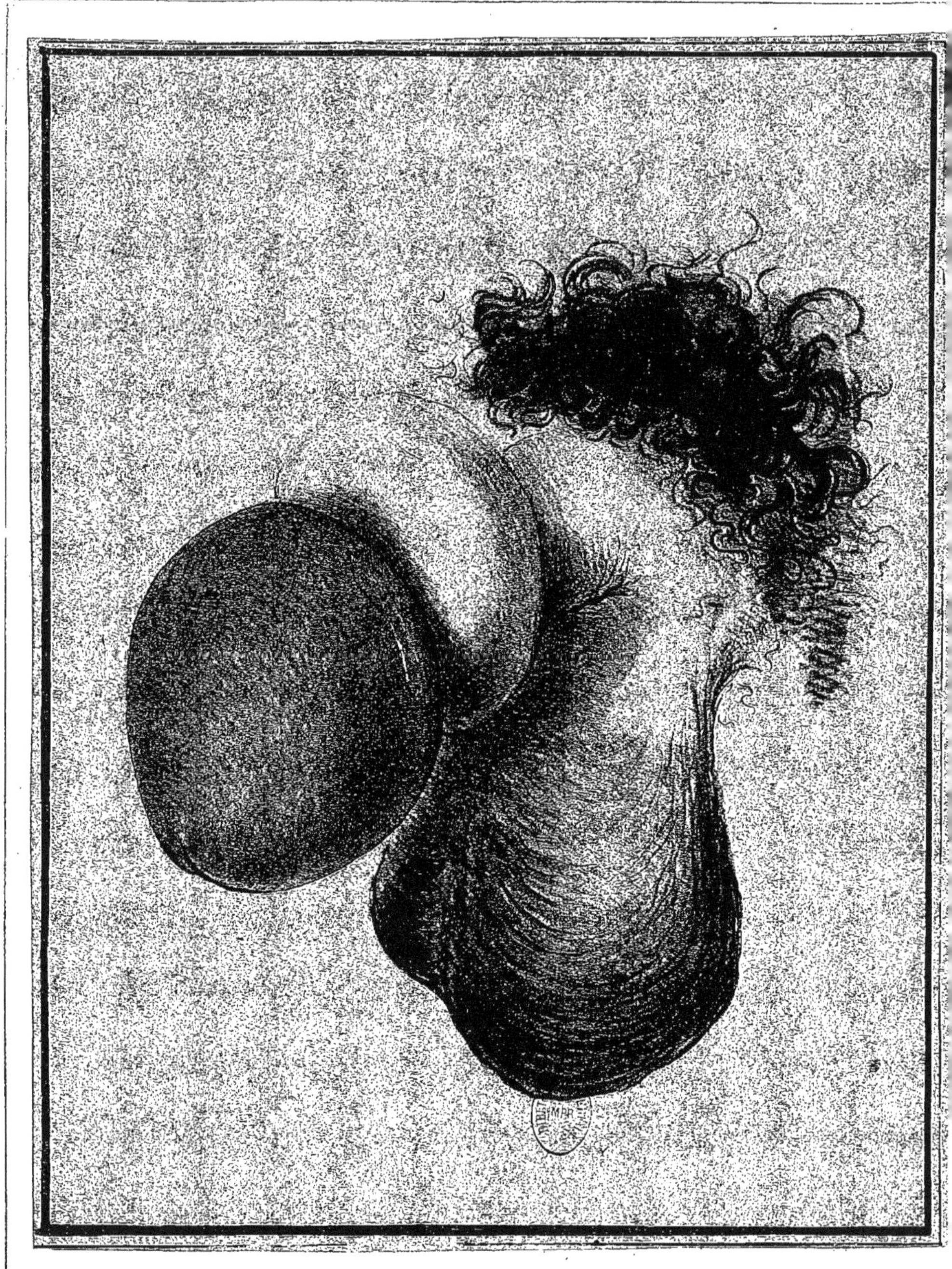

PARAPHIMOSIS.

PLANCHE III.

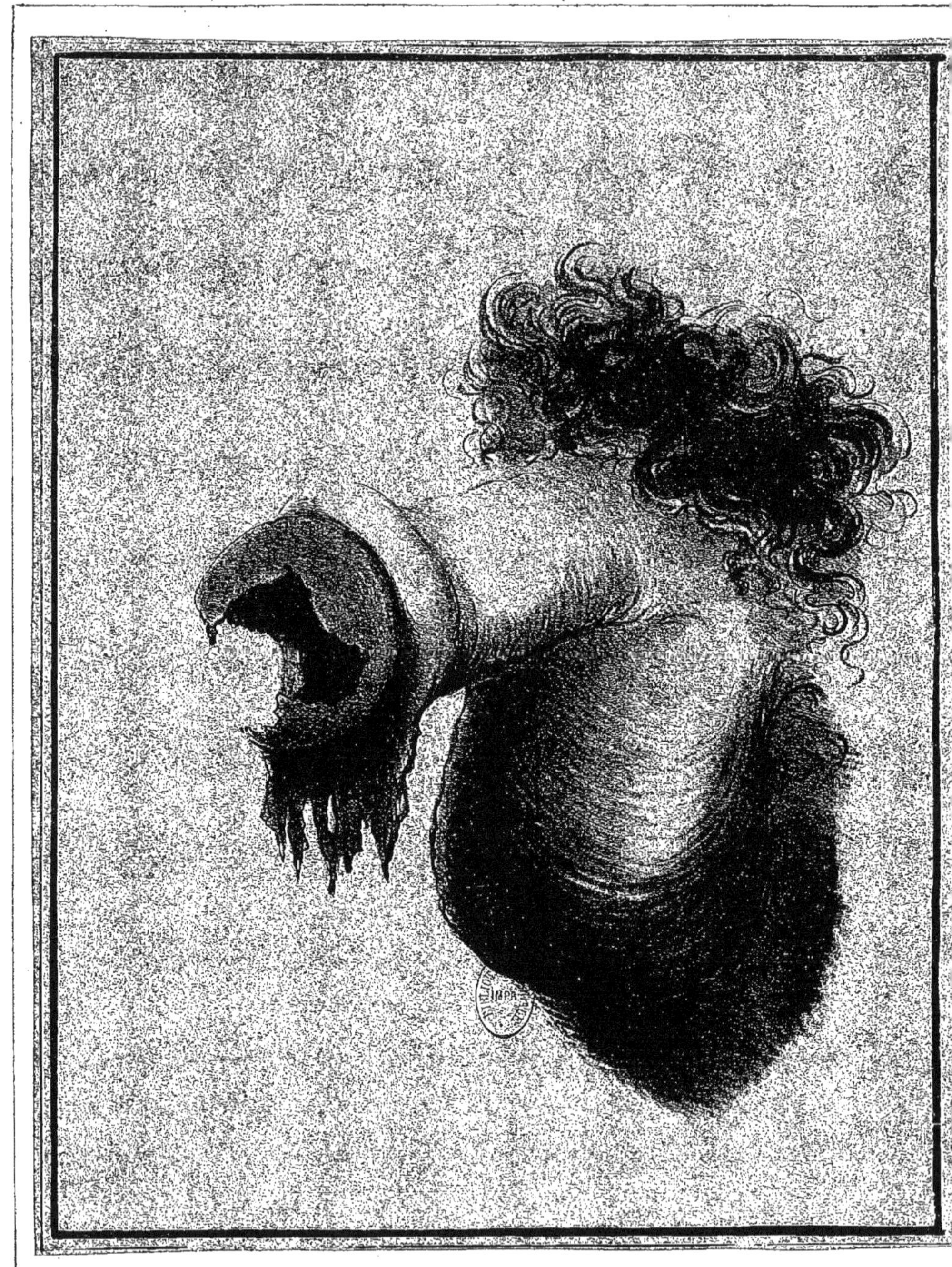

GANGRÈNE DU GLAND & DU PRÉPUCE.

www.ingramcontent.com/pod-product-compliance
Ingram Content Group UK Ltd.
Pitfield, Milton Keynes, MK11 3LW, UK
UKHW012306240726
13966UKWH00004B/1680

9 782012 869905